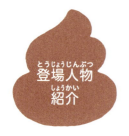

登場人物紹介

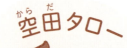
空田タロー

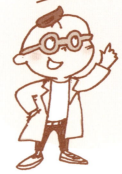

カラダ研究所で毎晩研究している。ラーメンが大好き。

うんこくん

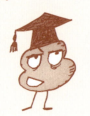

タローから出てきたしゃべるうんこ。なぜしゃべれるのかはなぞにつつまれている。

所長

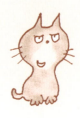

カラダ研究所にすみついているネコ。タローより先輩なので、こうよばれている。

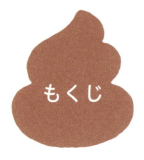

もくじ

- 3 うんことカラダの数字いろいろ
- 4 うんこは何でできているの？
- 6 うんこの道は、長い道
- 8 消化の準備をするよ！ 口と食道のはたらき
- 10 食べたものをドロドロに！ 胃のはたらき
- 12 ふたつの消化液が出る！ 十二指腸のはたらき
- 14 栄養をすいとるよ！ 小腸のはたらき
- 16 うんこをつくる！ 大腸のはたらき
- 18 おなかの中には菌がいっぱい？
- 20 たたかう腸内細菌！
- 22 どうして便秘になるの？
- 24 げりになるのはなぜ？
- 26 流したうんこはどこへいく？
- 28 うんこは最後にどうなるの？
- 30 健康のすすめ！ いいうんこを出すために
- 32 さくいん

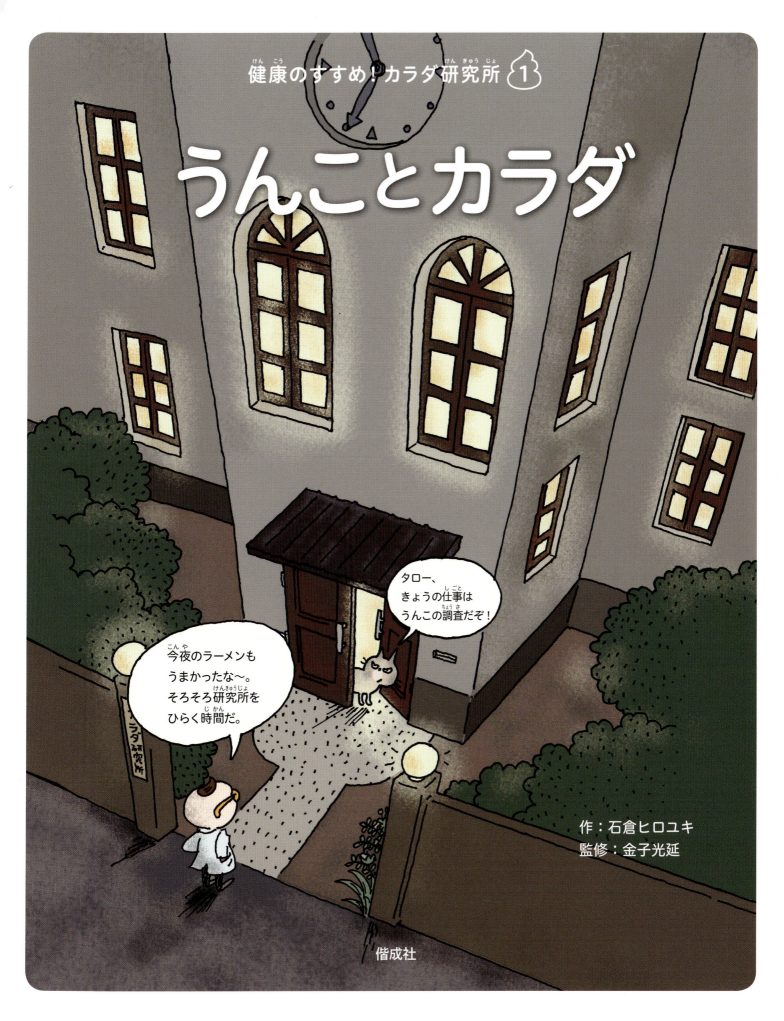

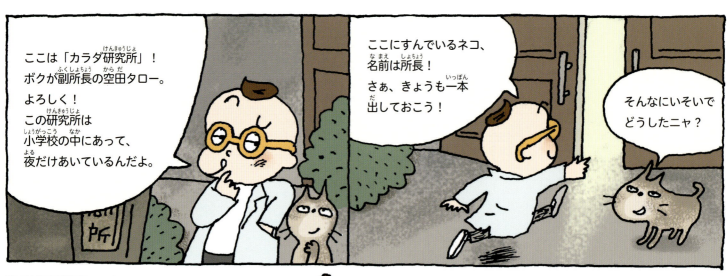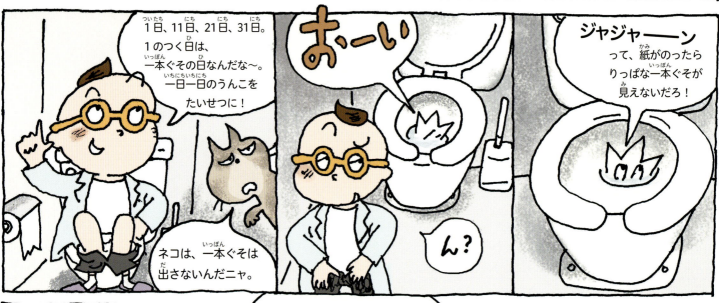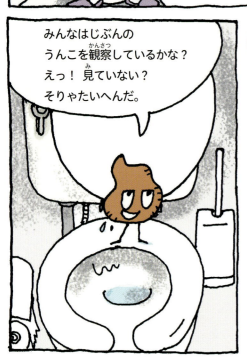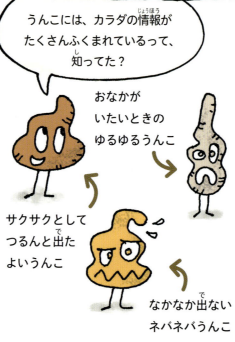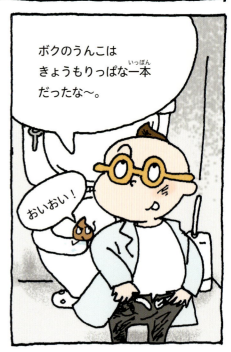

# うんことカラダの数字いろいろ

うんことカラダのあいだには、とてもふか〜い関係があるんだって。
いつもはなにげなく水に流しているかもしれないが、
きょうはくわしく見てみよう！

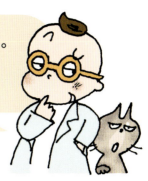

## うんこになるまでの道のりは9m

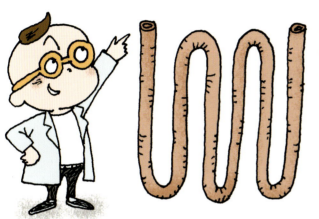

食べものは口から入って、カラダの中のいろいろなところを通りながら栄養が吸収されて、うんこになるのです。

ひとのカラダは9mもないのに、なぜニャンだ!?

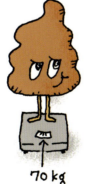

### 1年間に出るうんこをあつめると70kg

いちどに出るうんこの重さは、およそ200gです。毎日うんこが出るとすると、1年間で出るうんこの重さは、なんと70kg！　大人の男のひととおなじくらいの重さです。

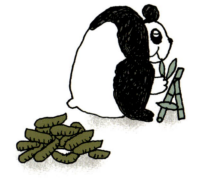

### ササを食べるパンダのうんこは1日15kg

### 肉を食べるライオンのうんこは1日700g

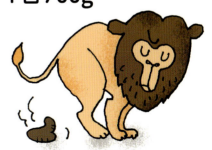

うんこの量は、食べるものによって変わります。ササを食べるパンダはどっさりうんこをしますが、肉を食べるライオンのうんこは少なめです。ひとも、野菜をたくさん食べると、たくさんうんこが出ます。

# うんこは何でできているの？

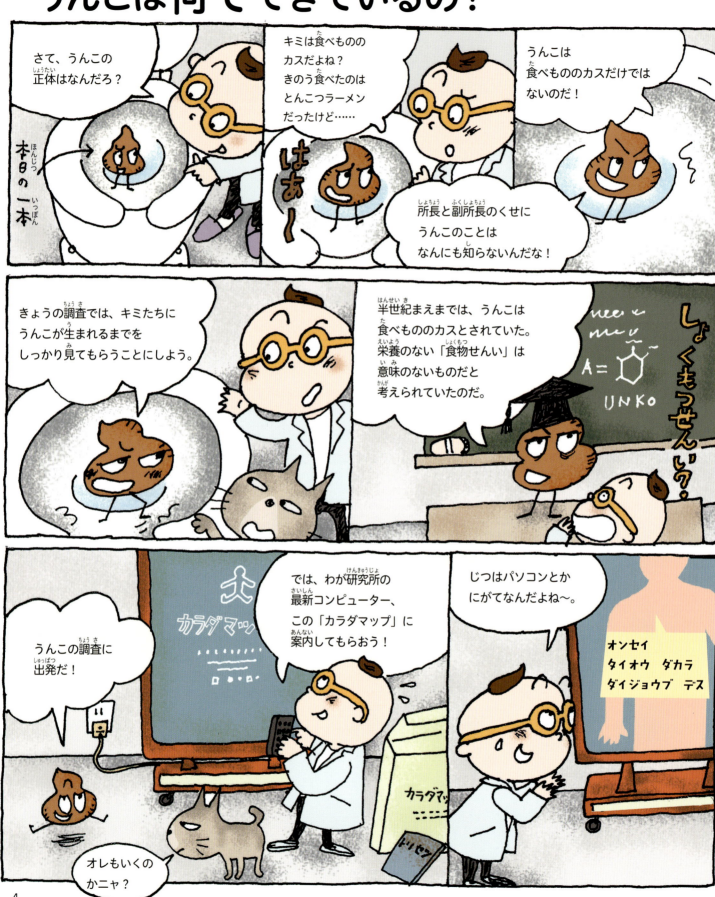

## うんこは水でできている

うんこのほとんどは水でできていて、するっと出てくる健康なうんこには、70〜80％の水分がふくまれています。これより水分が多いとドロドロのうんこに、少ないとコロコロ・カチカチのうんこになってしまいます。

## 古くなった腸のあか？

食べものの栄養を吸収する腸の内側は、毎日新しくつくりかえられています。表面の古くなったところは、カラダのあかのようにしぜんにはがれおちるようになっていて、うんこになって外に出されるのです。

🔍 くわしくは P.14-15 も見てみよう！

> カラダから
> うんことして出る水の量は、
> およそ 0.1ℓ。あせや
> おしっこなどもあわせると、
> ひとは 1 日に 2.5ℓ もの
> 水分をカラダの外に
> 出しているんだ。

**水分 70％**

**腸からはがれたあか 15％**

**腸内細菌 10％**

**食べもののカス 5％**

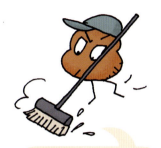

> 腸の内側は、
> 栄養や水分を吸収する
> 大切なところ。
> つねにキレイな状態に
> しておくのも、
> オイラの仕事なんだ。

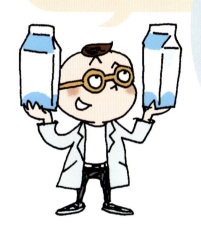

## 食べもののカスはちょっとだけ！

200g のうんこのうち、食べもののカスはたった 10g。スプーン 1 杯ぶんくらいしかふくまれていません。食べたもののほとんどは、栄養としてカラダの中に吸収されているのです。

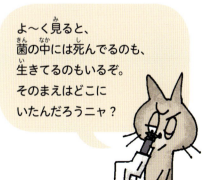

> よ〜く見ると、
> 菌の中には死んでるのも、
> 生きてるのもいるぞ。
> そのまえはどこに
> いたんだろうニャ？

## 小さな生きものがどっさり!?

水分をのぞいたうんこのうち、およそ 3 分の 1 は腸内細菌（おなかにすむ小さな生きもの）でできています。腸内細菌の大きさは、ひとつあたり 0.5μm 〜数 μm です。

🔍 くわしくは P.18-19 も見てみよう！

---

**補足** μm：1μm は 1mm の 1000 分の 1 の大きさ。1μm の菌が 1000 個ならんで、ようやく 1mm です。
食物せんい：カラダに吸収されず、うんこをふやしたり、出しやすくしたりするはたらきがある栄養素です。

🔍 くわしくは②『栄養とカラダ』も見てみよう！

# うんこの道は、長い道

口からおしりの穴（肛門）までのびる管のことを「消化管」とよぶよ。
食べたものは、長い道のりをたどりながら
栄養をカラダにすいとられて、いらなくなったものが、
だんだんうんこになっていくんだ。

### 「消化」すると、食べものが栄養になる！

食べものは、そのままのかたちではカラダにとりいれることができません。栄養として吸収するためには、目に見えるよりもずっと小さく分解しなくてはならないのです。カラダの中でおこなわれるこのはたらきを、「消化」といいます。

### 「消化管」と「消化液」

食べものを小さく分解し、栄養として吸収する場所を「消化管」といいます。また、消化管からは「消化液」が出ています。消化液は、食べものの成分を小さく分解し、栄養の吸収をたすける液体です。
消化管を通るあいだに、食べものは消化液によって小さく分解され、栄養がカラダに吸収されます。消化が終わり、カラダの中でいらなくなったものが、うんことして外へ出されるのです。

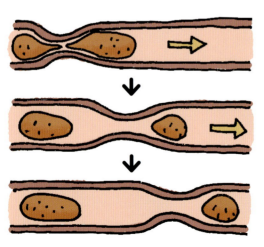

### 「ぜん動運動」で食べものを運ぶよ！

消化管のかべは、波をうつようにのびたりちぢんだりして、食べものを先へと運んでいます。この動きを「ぜん動運動」といいます。

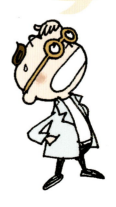

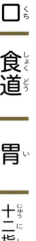

口 — 食道 — 胃 — 十二指腸 — 小腸 — 大腸 — 肛門

うわー、のばすとこんなに長いんだ。

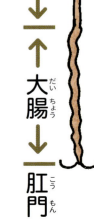

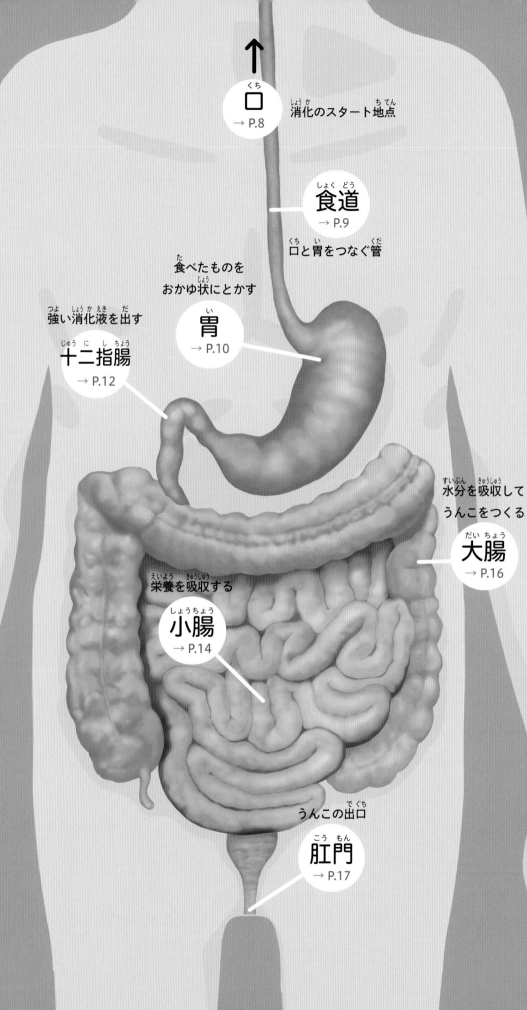

# 消化の準備をするよ！口と食道のはたらき

口は、食べものを消化するためのスタート地点なんだ。
歯で細かくくだいたり、すりつぶしたりして、
消化をしやすくしているんだね。かむことが消化の第一歩だぞ。

## 歯
かたちによってそれぞれの役割があり、まえからうしろにいくにつれて、食べたものがだんだん細かくなるようにならんでいます。

### 切歯
平べったいかたちで、食べもののかたまりを包丁のように切りわけます。

### 犬歯
切歯のとなりにある、するどくとがった歯。肉などのかたいものを引きちぎります。

## 舌
のびたりちぢんだりして自在に動き、食べものをだ液とからめたり、飲みこんだりするのに役立ちます。
また、舌には「味らい」があり、もののの味を感じることができます。

### 臼歯
「臼」のようなかたちの歯。小さくなった食べものをさらに細かくくだいたり、すりつぶしたりします。

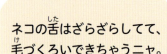

ネコの舌はざらざらしてて、毛づくろいできちゃうニャ。

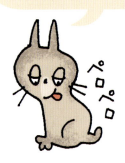

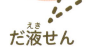

だ液せん

## だ液

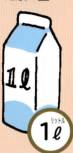

1日に出るだ液の量

食べものが口に入ると分泌されます。食べものを飲みこみやすくするはたらきがあります。また、お米などにふくまれるデンプンを小さく分解して、吸収しやすくします。ほかにも、口の内側をおおう粘膜を守ったり、歯をじょうぶにしたりします。

くわしくは②『栄養とカラダ』も見てみよう！

デンプン　糖

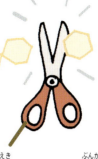

だ液がデンプンを分解

デンプンを分解すると、「糖」というあまい物質に変わる。だから、ごはんをかんでいるとあまくなるんだね。

## だ液せん

だ液をつくり、分泌する器官です。おもに耳の下、舌のつけ根、あごの下に大きなだ液せんがあります。

## 軟口がいと口がい垂

軟口がいは口と鼻のあいだにあり、粘膜でおおわれたやわらかい器官です。口がい垂は、「のどちんこ」とよばれる部分です。どちらも、ものを飲みこむときに、まちがって鼻や肺のほうに入らないよう、ふたの役割をします。

## 食道

口と胃をつなぐ、管のような器官です。口の中で細かくくだかれた食べものは、のどから食道を通って、ぜん動運動によって、つぎの胃へと運ばれます。

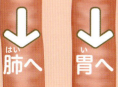

↓肺へ　↓胃へ

補足　デンプン：植物の根や種子などにふくまれる成分。分解されて糖になると、カラダや脳を動かすエネルギーとして使われます。
　　　粘膜：口の中や内臓をおおう、やわらかくしめった膜のこと。

# 食べたものをドロドロに！ 胃のはたらき

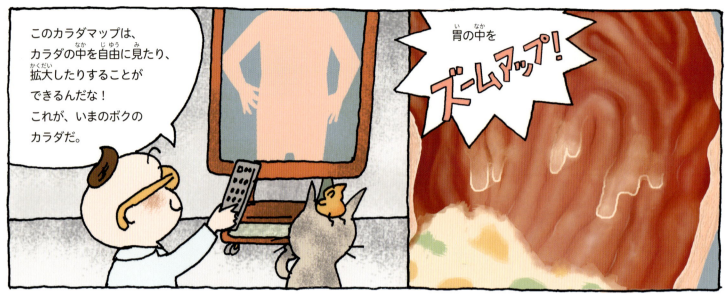

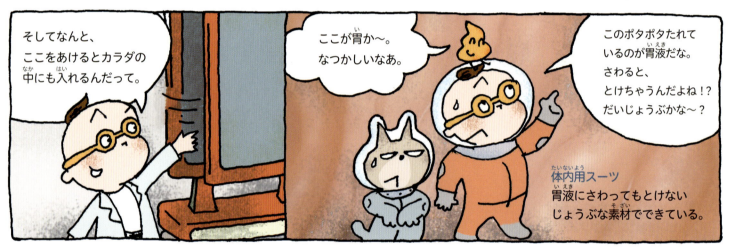

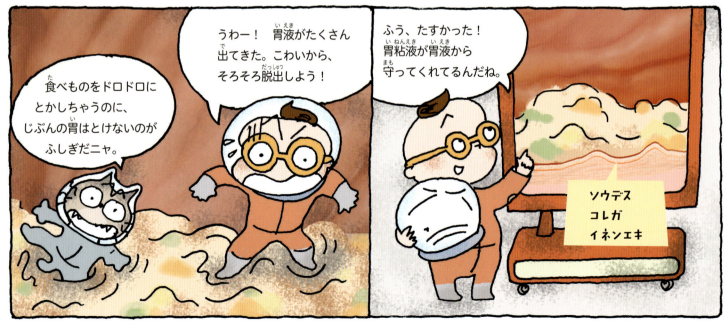

## 胃液で食べものをとかすよ！

胃は「胃液」という消化液を出して、食べものをドロドロにとかします。胃液には、食べものについたばい菌を殺すはたらきもあります。

1日に出る胃液の量

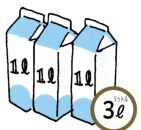

## 食べると大きくふくらむ！

おなかがすいているときの胃は、空気のぬけた風船みたいにちぢんでいて、小さいコップ1杯ぶん（100㎖）くらいの容量しかありません。しかし、たくさん食べるとパンパンにふくらんで、13～15倍の大きさになるのです。

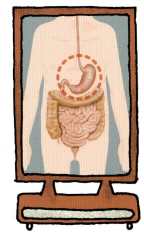

口・食道から
↓

## 胃液で胃がとけないのはなぜ？

胃液は、肉のかたまりをドロドロにとかしてしまうほど、強力な消化液です。しかし、胃の内側のかべからは、ネバネバした「胃粘液」が出て、全体をおおっています。この胃粘液によって、胃は、胃液から守られているのです。

↓
十二指腸へ

## 幽門を通って十二指腸へ

胃の中で食べものがじゅうぶんに消化されたら、ぎゅっと閉じられている「幽門」という出口がひらいて、小さじ1杯ぶんずつ、つぎの十二指腸へと送りだします。いちどの食事を終えた胃が、ふたたびからっぽになるまで、およそ4時間かかります。

## かきまぜてドロドロに！

食べものが入ってくると、胃はぜん動運動をくりかえします。こうして食べものと胃液をまぜあわせて、ドロドロのおかゆ状にしているのです。

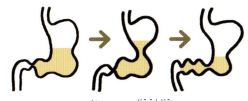

胃のぜん動運動

# ふたつの消化液が出る！十二指腸のはたらき

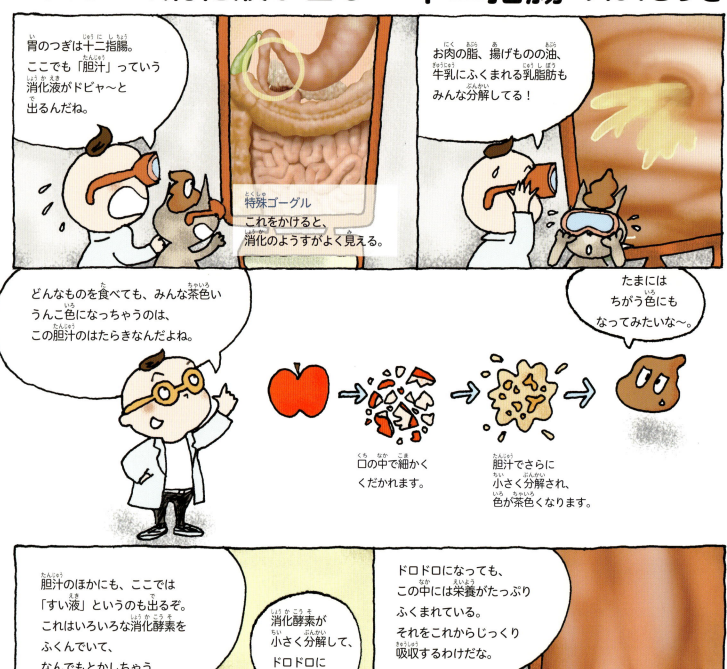

## 短いけど大切な十二指腸

小腸の入り口となる器官で、Cの字のように大きく曲がっています。ここで、胃から送られてきた食べものに、「胆汁」と「すい液」というふたつの消化液をかけて、さらに吸収しやすく分解します。

### 胆のう
胆汁をためておくところ。肝臓で1日に1ℓほどつくられる胆汁を、6～10倍の濃さにしてたくわえています。

これはカラダを横から見たところ。このカーブしているところが、十二指腸だ。

### すい臓
胃のうしろにある器官です。消化液のすい液をつくり、ためるはたらきがあります。

### 油を分解する消化液「胆汁」
胆汁は、肝臓でつくられる消化液です。油にふくまれる脂肪を分解して、消化しやすいかたちへと変えるはたらきがあります。

### 最強の消化液！すい液
カラダの中でもっとも強力な消化液といわれます。いろいろな種類の消化酵素をふくんでおり、ほとんどの栄養素を分解できます。

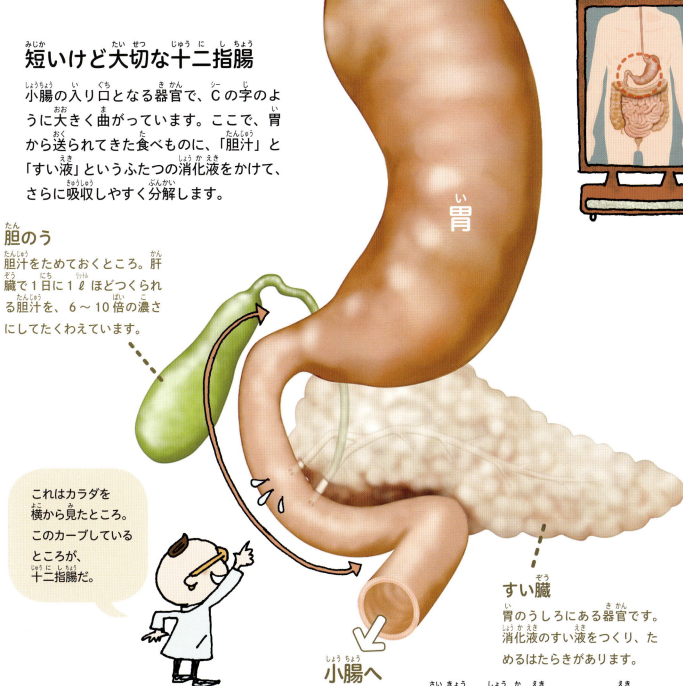

**補足**
十二指腸：「十二指腸」という名前は、指12本分の幅とおなじくらいの長さ（約25cm）であることが由来です。
消化酵素：消化液にふくまれる成分で、食べものを小さく分解し、カラダへの吸収をたすけるはたらきがあります。たくさんの種類があり、それぞれ分解できる成分がことなります。
肝臓：胆汁をつくるほか、栄養をためたり、毒素を分解したりと、さまざまなはたらきがあります。

くわしくは②『栄養とカラダ』も見てみよう！

# 栄養をすいとるよ！小腸のはたらき

十二指腸で細かく分解された食べものの栄養は、小腸でカラダに吸収されていくよ。カラダに必要な栄養のほとんどは、この小腸ですいとられるんだ。

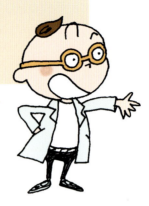

## 小腸

ぐるぐるとまとまって、おなかにおさまっています。長さは子どもで5ｍほど、大人では6〜7ｍにもなります。食道や胃とおなじように、ぜん動運動によって食べものを先へと移動させながら、ドロドロになった食べものから栄養をすいとります。

### 空腸
「腸液」という消化液を出しています。食べものは、ここを通るあいだにさらに小さく分解され、栄養のほとんどが吸収されていきます。

### 回腸
空腸で吸収しきれなかった栄養を、空腸よりも時間をかけて、じっくりとすいとります。

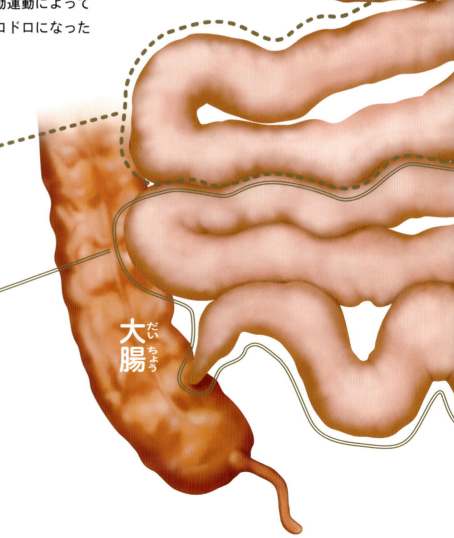

十二指腸

大腸

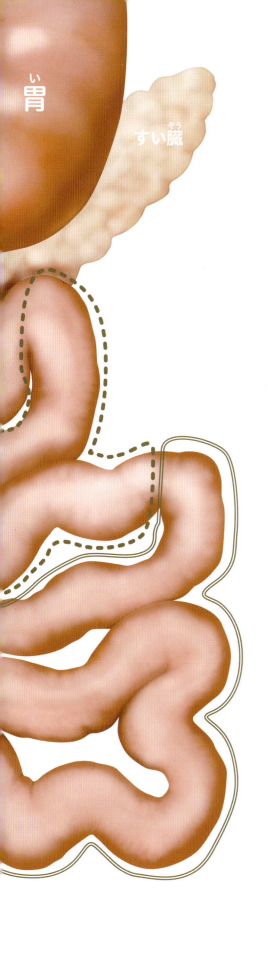

胃

すい臓

## 柔毛

小腸の内側は、「柔毛」という細かい毛のようなものでおおわれています。ぜんぶで数百万〜数千万本もあるといわれており、長さ1mmほどの小さな毛の一本一本に、栄養を運ぶための「毛細血管」と「毛細リンパ管」という管が通っています。

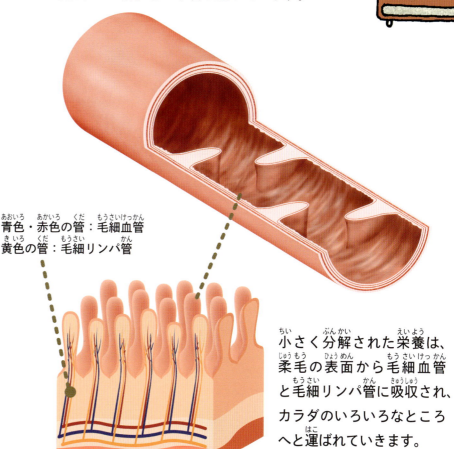

青色・赤色の管：毛細血管
黄色の管：毛細リンパ管

小さく分解された栄養は、柔毛の表面から毛細血管と毛細リンパ管に吸収され、カラダのいろいろなところへと運ばれていきます。

びっしりと柔毛でおおわれているのは、食べものにふれる面積をふやして、効率よく栄養を吸収するためだよ。小腸の内側を、ひとつひとつの毛までのばすと、テニスコート1面ぶんにもなるといわれているんだ。広いぞー。

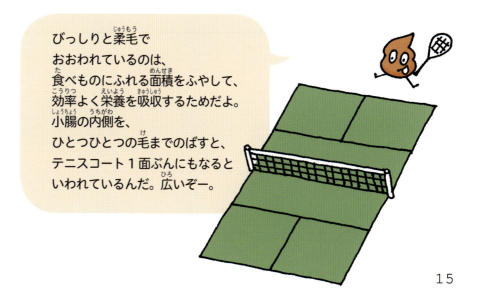

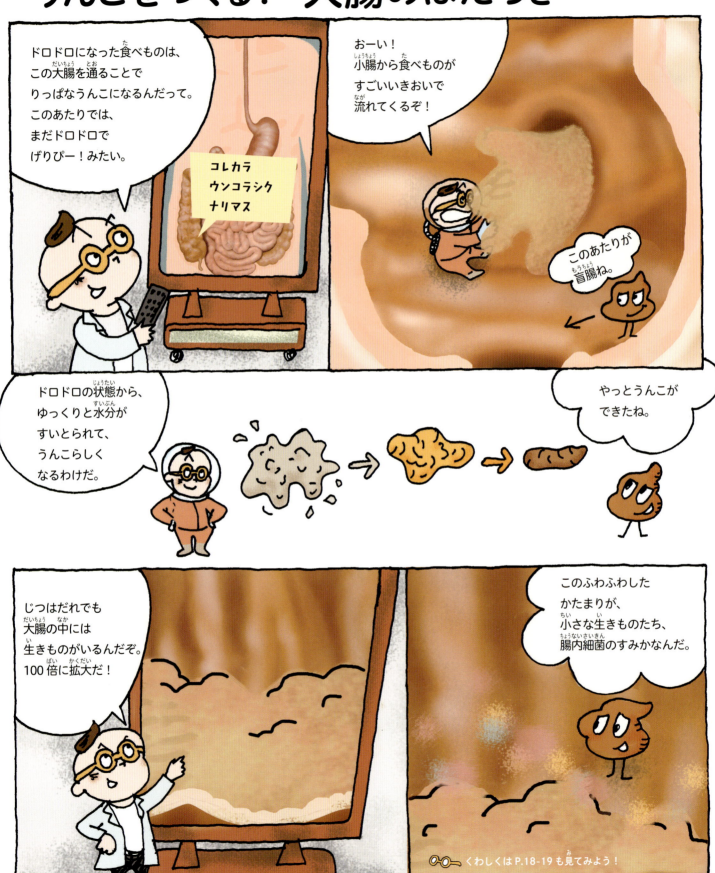

## ドロドロからかたまりに！

大腸は「盲腸」と「結腸」、「直腸」の3つの部分にわけられます。
結腸の中をすすむごとに水分が吸収され、だんだんとかたまりに
なっていきます。このとき、まだ栄養が残っていれば、仕上げの
吸収もおこないます。

**結腸**
大腸のほとんどの部分を
占めます。

← **小腸から**

**S字結腸**

**盲腸**
大腸のはじまり
の部分。

**大腸で1日に
吸収される水の量**

1.5〜2ℓ

**虫垂**
草食動物や鳥などでは消化に役立っ
ていますが、ひとの場合は退化して
ほとんどはたらいていません。

**直腸**

**肛門**
筋肉をちぢめたりのば
したりすることで、う
んこを出すタイミング
を調節します。

もうすぐ
で
出そうだよ！

## うんこのできあがり！

結腸での吸収が終われば、うんこの完
成です。できあがったうんこはS字結
腸にためられ、1日に数回、直腸へと
おしだされます。直腸にうんこがやっ
てくると、脳に信号が送られて、「う
んこをしたい！」と感じるのです。

17

# おなかの中には菌がいっぱい？

大腸の内側にはたくさんの小さな生きもの、腸内細菌がすんでいるんだ。びっしりといるようすを顕微鏡で見ると、お花畑（英語でフローラ）のように見えることから、「腸内フローラ」ともよばれているよ。

## いろんな種類の菌がいる！

大腸には、1000種類100兆個以上ともいわれる腸内細菌がすんでいます。腸内環境をよくする菌を「善玉菌」、悪くする菌を「悪玉菌」といい、どちらでもないものは、「日和見菌」といいます。

### 善玉菌
腸内細菌のうち、カラダにとって、よいはたらきをする菌を「善玉菌」といいます。腸内環境をととのえて病気になるのを防いだり、ビタミンをつくるのをたすけたりします。

### 悪玉菌
善玉菌とは反対に、カラダにとって悪いはたらきをする菌が「悪玉菌」です。おなかの中で食べものをくさらせたり、おならの原因となるくさいガスをつくったりします。げりや発熱を引きおこすこともあります。

### ラクトバチルス菌 善

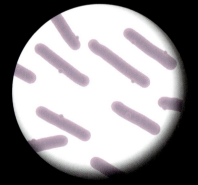

大腸だけでなく、口の中にもすんでいる善玉菌です。

### ビフィズス菌 善

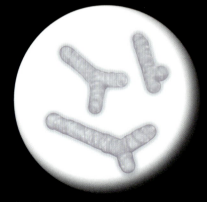

大腸にもっとも多くすんでいて、腸内にいる善玉菌のうち、およそ90％を占めています。

### 乳酸菌 善

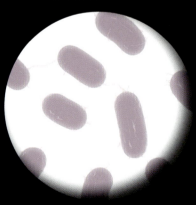

ヨーグルトやつけものなどの発酵食品にふくまれる善玉菌です。

### バクテロイデス 白

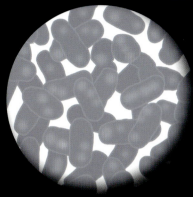

ひとのカラダにもっとも多くいる菌で、うんこにふくまれる菌のうち、80％はこの菌だといわれています。

### 連鎖球菌 白

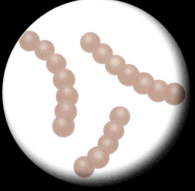

腸や口の中にたくさんすむ菌です。

### ユウバクテリウム 白

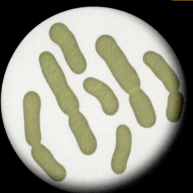

ひとのカラダの中のほか、土の中にすむ菌です。

### ウェルシュ菌 悪

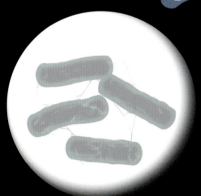

腸内でふえすぎると、げりや腹痛を引きおこす悪玉菌です。

### ブドウ球菌 悪

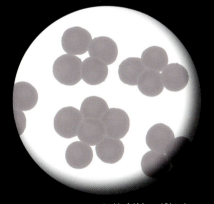

ふえすぎると食中毒の原因になりますが、外からばい菌が入るのを防ぐこともあります。

### 病原性大腸菌 悪

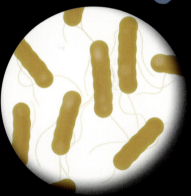

生肉・生野菜・井戸水などにふくまれ、ひどいげりや腹痛の原因になります。

---

補足　ビタミン：ひとのカラダにかかせない栄養素です。ほかの栄養素のはたらきをたすけるはたらきがあります。
　　　　　　くわしくは②『栄養とカラダ』も見てみよう！
発酵食品：乳酸菌など、菌のはたらきを利用してつくられた食品のことです。チーズ、ヨーグルト、つけものなどがあります。
食中毒：悪い菌や毒をふくむものを飲んだり食べたりして、げりやおう吐、発熱などの症状を引きおこすこと。

# たたかう腸内細菌!

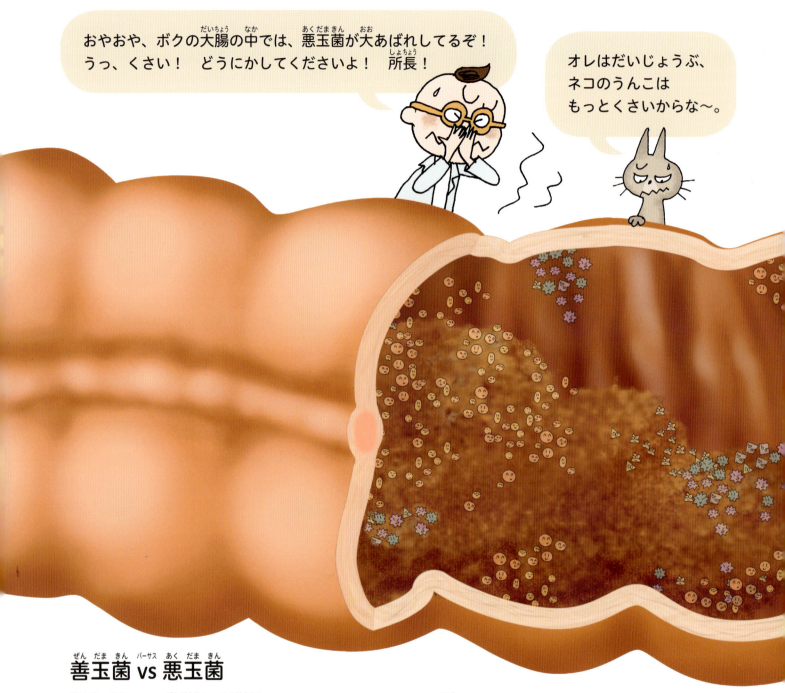

## 善玉菌 vs 悪玉菌

大腸の中では、善玉菌と悪玉菌がそれぞれじぶんのなかまの数をふやそうと、たたかいをくりひろげています。善玉菌のほうが数が多ければ、健康でキレイなうんこがつくられます。しかし、悪玉菌のほうが勝ってしまうと、くさいガスが発生したり、うんこがベタベタになったりと、いろいろな問題がおこるのです。
また、悪玉菌が多い状態が続くと、肌が荒れたり、かぜをひきやすくなったりして、カラダ全体の健康にも、悪い影響をあたえます。

## 日和見菌はひきょうなやつ？

日和見菌は、腸内細菌のおよそ75％を占める、いちばん数の多いグループです。しかし、善玉菌と悪玉菌のたたかいには直接参加しません。たたかいのようすを見て、勝っているほうとおなじようなはたらきをするのです。

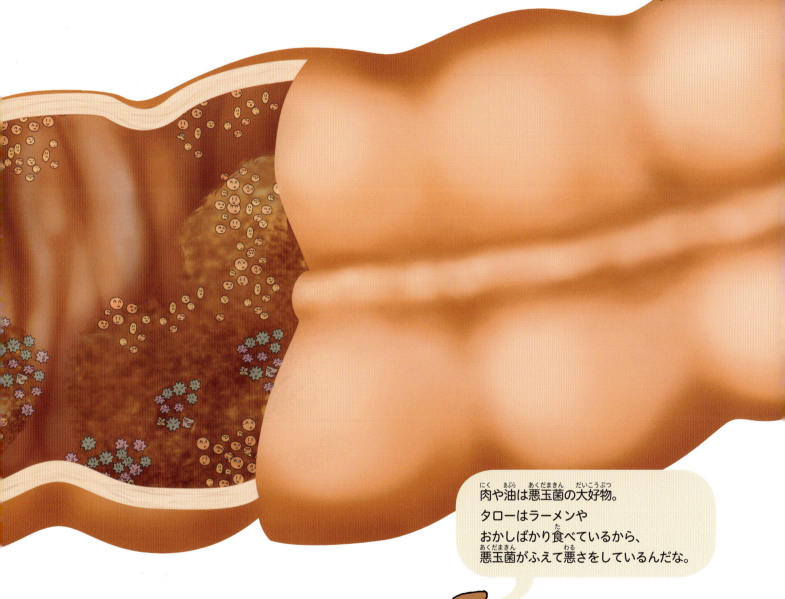

肉や油は悪玉菌の大好物。
タローはラーメンや
おかしばかり食べているから、
悪玉菌がふえて悪さをしているんだな。

# どうして便秘になるの？

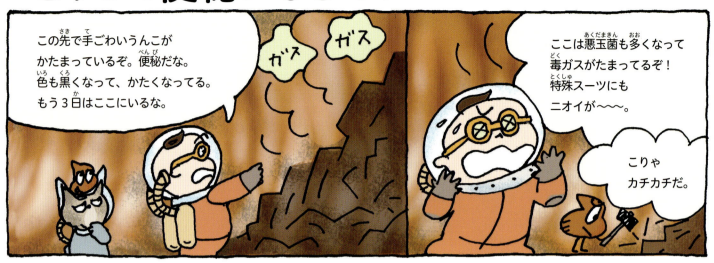

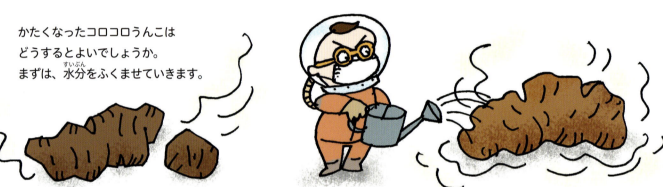

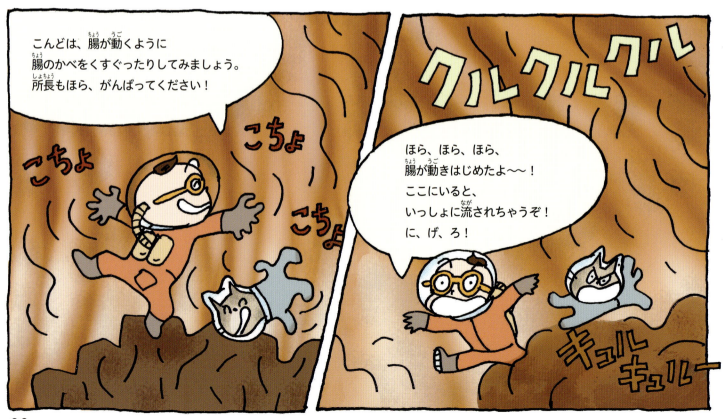

# 便秘になるしくみ

何日もうんこが出ないこと、また出ていても、かたいうんこがすこし出るだけですっきりしないことを「便秘」といいます。
うんこは、大腸に長いあいだとどまっていると、水分をしぼられつづけ、どんどんかたくなっていきます。かたくなると出にくくなり、さらに腸内にとどまることになって……と、どんどんうんこがかたくなってしまうのです。

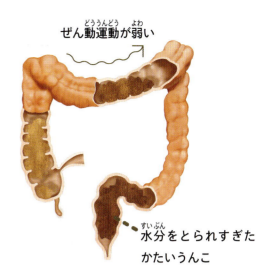

ぜん動運動が弱い

水分をとられすぎたかたいうんこ

# キミは便秘？ どのタイプ？

便秘の原因には、いろいろな理由が考えられます。
ここでは、代表的な3つのタイプを紹介します。

野菜がたりないのかな？イテテテテ……。

## 1 運動不足
外で運動したり、歩いたりすることが少ないと、大腸が動く力が弱くなります。
すると、うんこがなかなか先にすすまず、便秘になってしまいます。

## 2 がまんのしすぎ
トイレをがまんしすぎると、水分がなくなったカチカチのうんこがたまっていきます。すると、おなかの中でうんこが大きくなってしまい、出にくくなります。

## 3 ストレス・緊張
ストレスや緊張することが多いと、腸がけいれんをおこして、うんこの動きがにぶくなってしまいます。

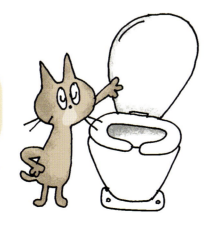

がまんせずに、トイレにいくのが大切なんだニャ。

# 便秘をなくすには？

うんこのおもな成分は水なので、しっかりと水分をとることがいちばん大切です。
野菜にふくまれる食物せんいは、腸のかべをしげきして、うんこが出やすいようにしてくれます。
運動などでカラダを動かすことでも腸はしげきされ、うんこが出やすくなります。

くわしくは②『栄養とカラダ』も見てみよう！

# げりになるのはなぜ？

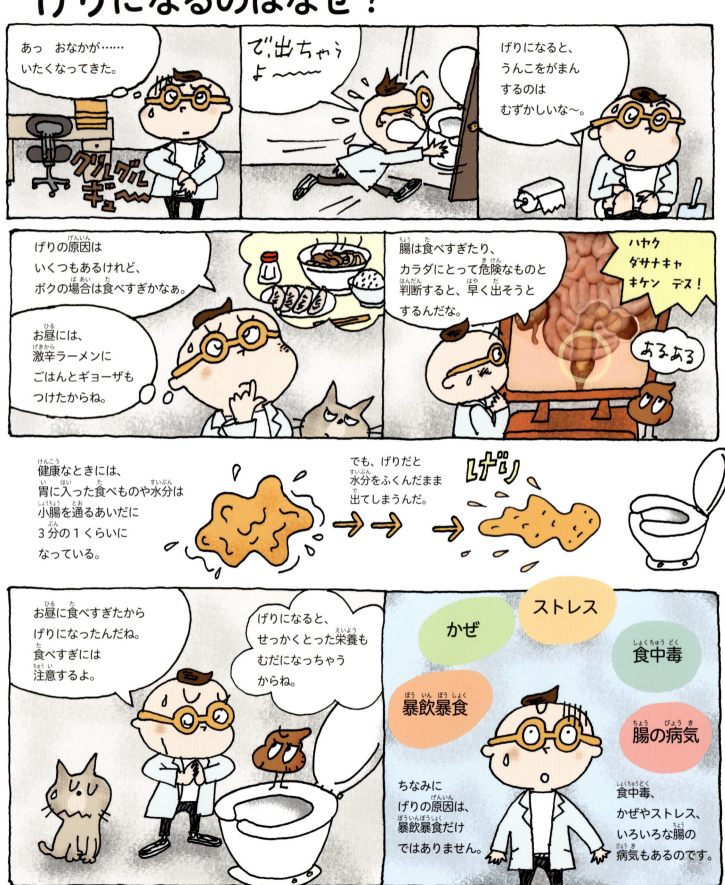

## ばい菌のしわざ

げりの多くは、細菌やウイルスなど、カラダの中で悪さをするばい菌が、食べものといっしょに入ってきたときにおこります。
ばい菌を見つけると、腸はそれをいち早く外に出そうとします。すると、大腸で水分を吸収する時間がなくなってしまうので、水っぽくやわらかいうんこになってしまうのです。

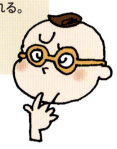

すこしのばい菌なら、もともと腸の中にいる善玉菌たちがやっつけてくれる。腸内細菌が負けてしまうと、げりになってしまうんだね。

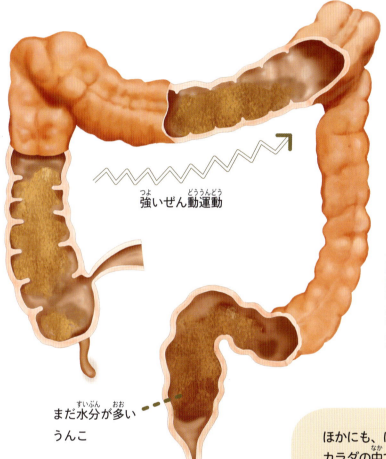

強いぜん動運動

まだ水分が多いうんこ

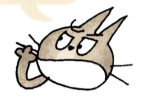

がんばれ！ 善玉菌！

## おなかがいたくなるのはどうして？

腸は、ぜん動運動によってうんこを先へと運んでいます。げりのときは、うんこを一刻も早く外へ出そうと、いつもより激しく動きます。この激しいぜん動運動が、いたみに感じるのです。

ほかにも、げりの原因はいろいろある。いずれにしろ、カラダの中でよくないことがおこっているサインだ。じぶんのうんこをよく観察して、サインを見のがさないでくれよな！

補足　細菌・ウイルス：ひとの目では見ることができないくらい小さく、いろいろな種類があり、カラダの中に入りこんで、かぜなどの病気の原因になることもあります。

くわしくは④『ばい菌とカラダ』も見てみよう！

# 流したうんこはどこへいく？

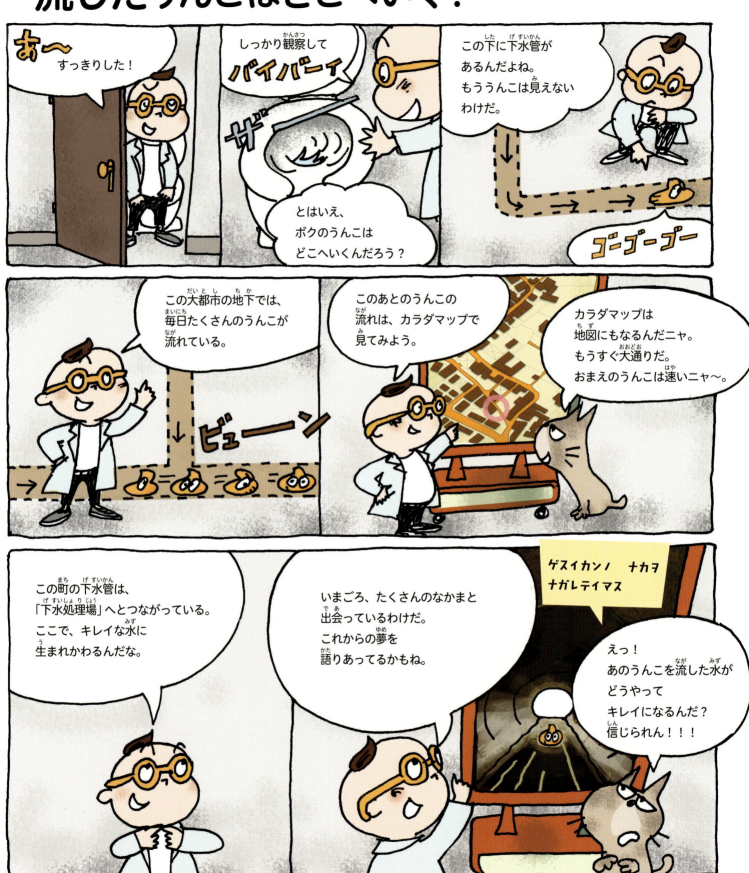

## 地下の管を流れていく

トイレで流されたうんこは、「下水管」という管を通って地下に流れこみます。下水管には、トイレからだけでなく、おふろや台所など、家で使ったすべての水があつまってきます。
下水管は、町の地下にはりめぐらされていて、高いところから低いところへ向かって、川のように流れています。

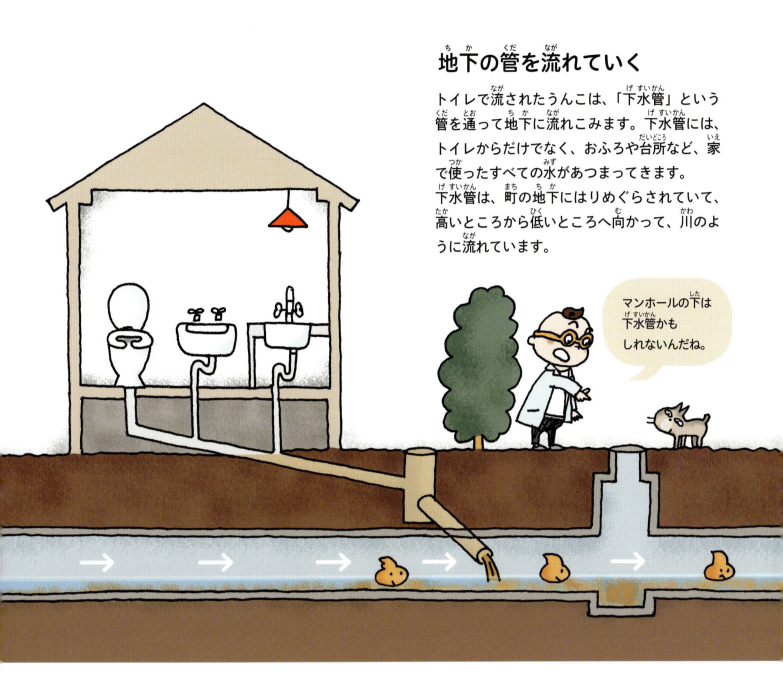

マンホールの下は下水管かもしれないんだね。

## 雨も流れるよ！

下水道には、雨をあつめて流す役割もあります。トイレやおふろなどから出た汚水と、雨水をいっしょに流す方法を「合流式」、わけて流す方法を「分流式」といいます。合流式では、大雨がふったときに、汚水のまじった水があふれてしまうことがあります。町に水があふれないよう、雨水をすばやく流すことも、下水道の大切な役割のひとつです。

いまはほとんどが分流式だけど、合流式のところもまだ残っているよ。下水道の工事はとても大がかりで、交かんはたいへんなことなんだ。

27

# うんこは最後にどうなるの？

うんこは、地下の下水管を通って下水処理場にたどりつく。これからいったいどうなるのかな？

### 「下水処理場」って？
運ばれてきた下水をキレイにして、ふたたび海や川にもどすための施設です。いくつかの市区町村から大量の下水があつめられるので、とても広い土地に建てられています。

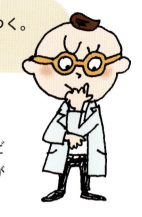

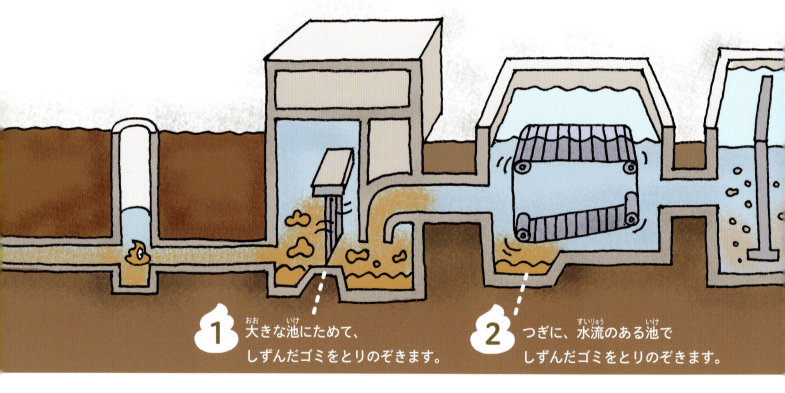

**1** 大きな池にためて、しずんだゴミをとりのぞきます。

**2** つぎに、水流のある池でしずんだゴミをとりのぞきます。

第二次世界大戦のあとぐらいまでは、ひとのうんこやおしっこが畑の肥料として使われていたらしい。江戸時代には、ためておいたうんこやおしっこを、農民が町まで買いにいくこともあったんだって！

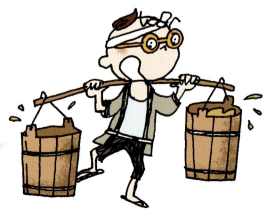

## 生まれかわるうんこ

とりのぞかれたゴミは「汚泥」として処理場に送られます。処理場では、汚泥を高温で燃やして、コンクリートやれんがの材料へとリサイクルしています。また、一部は植物を育てる肥料にも加工されます。
食べものから始まったうんこは、最後まで役に立っているのです。

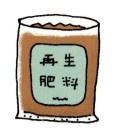

**3** さらに、微生物やくすりを使って、細かいゴミや細菌をとりのぞきます。

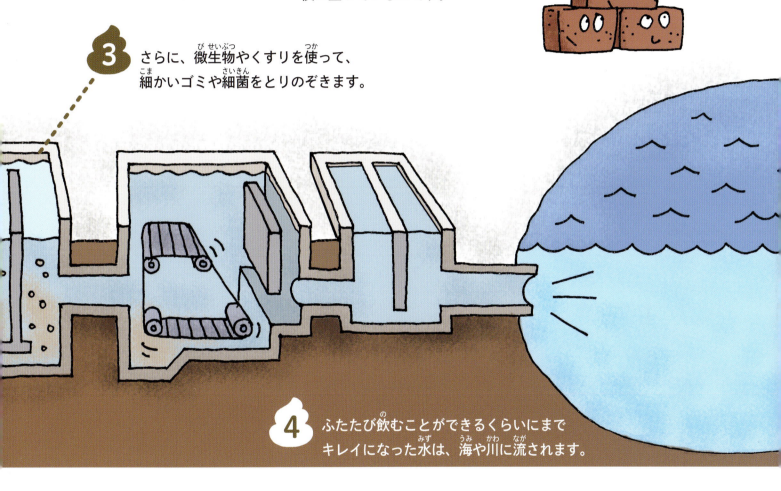

**4** ふたたび飲むことができるくらいにまでキレイになった水は、海や川に流されます。

## うんこのガスも役に立つよ！

汚泥を燃やすと、「メタンガス」というガスが発生します。おならの成分でもあり、くさいにおいがありますが、自動車や発電の燃料として利用することができます。

ただくさいだけじゃないんだぞ！

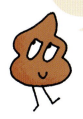

# 健康のすすめ！ いいうんこを出すために

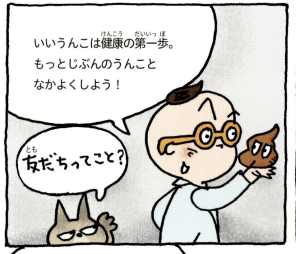
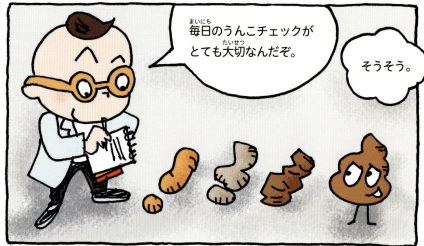
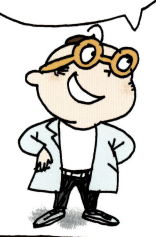
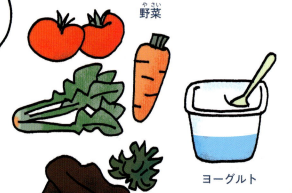

**POINT**
野菜や海そうにふくまれる、食物せんいには、うんこのかさをふやすはたらきがあります。また、善玉菌をふやして、腸のはたらきをよくします。ヨーグルトにふくまれる乳酸菌には、腸内環境をよくするはたらきがあります。
くわしくは②『栄養とカラダ』も見てみよう！

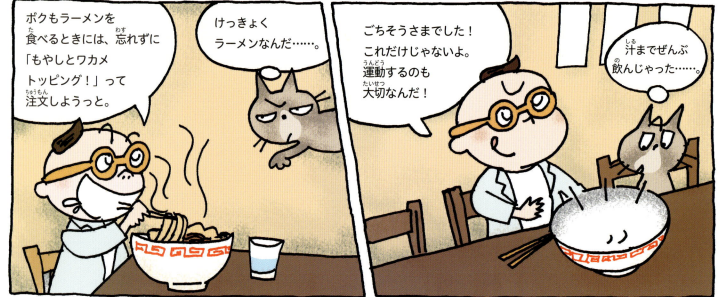

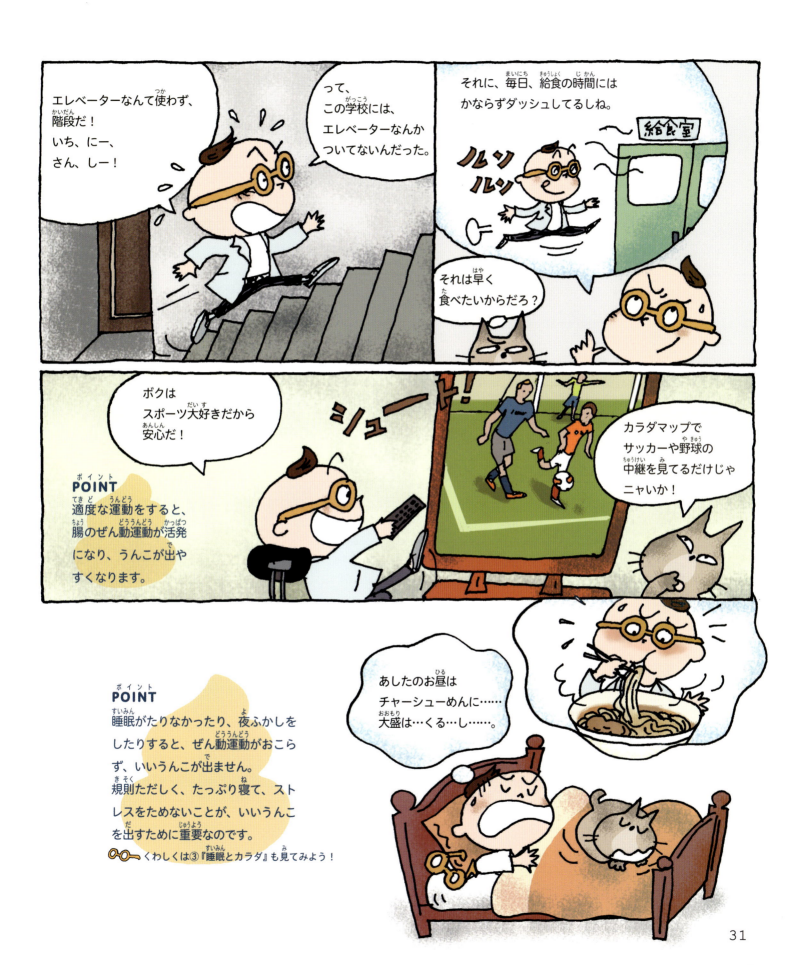

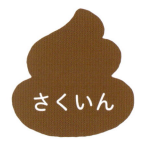

## さくいん

### あ
悪玉菌　18、19、20、21
胃液　10、11
胃粘液　10、11
ウイルス　25
S字結腸　17

### か
肝臓　13
下水管　26、27、28
下水処理場　26、28
結腸　17
肛門　6、7、17

### さ
細菌　25、29
柔毛　15
消化　6、7、8、11
消化液　6、7、11、12、13、14
消化管　6
消化酵素　12、13
食中毒　19、24
食物せんい　4、5、23、30
すい液　12、13
すい臓　13、15
善玉菌　18、20、21、25、30
ぜん動運動　6、9、11、14、23、25、31

### た
だ液　8、9
だ液せん　8、9
胆汁　12、13
胆のう　13
虫垂　17
腸内細菌　5、16、18、20、21、25
腸内フローラ　18
直腸　17
デンプン　9
糖　9

### な
乳酸菌　18、19、30
粘膜　9
のどちんこ　9

### は
歯　8、9
発酵食品　18、19
ビタミン　18、19
日和見菌　18、21

### ま
味らい　8
メタンガス　29
毛細血管　15
毛細リンパ管　15
盲腸　16、17

### や
幽門　11

## 作：石倉ヒロユキ（いしくら）

島根県松江市生まれ。絵本作家、エッセイストとして幅広く活動。「ポットくん」シリーズ、『育てて、発見！「トマト」』（以上、福音館書店）、『おやさいとんとん』『おこさまランチ　いただきま〜す』（以上、岩崎書店）、『パパママつくって！かわいい段ボール家具』（NHK出版）、『暮らしの遊び方』（講談社）など多数の著書があるほか、ベストセラーとなった「野菜の便利帳」シリーズ（高橋書店）の企画制作にも携わる。

## 監修：金子光延（かねこ　みつのぶ）（かねこクリニック）

東京都葛飾区生まれ。医学博士、日本小児科学会認定専門医。1986年、産業医科大学医学部卒業。産業医科大学病院小児科などで勤務。静岡赤十字病院小児科副部長を経て、2002年川崎市に「かねこクリニック」開院。著書に『よくわかる、こどもの医学―小児科医のハッピー・アドバイス』（集英社）、『こどもの感染症　予防のしかた・治しかた』（講談社）、『こどもの予防接種―知っておきたい基礎知識』（大月書店）など。

編集制作・デザイン　regia（羽鳥明弓、小池佳代、若月恭子）
イラスト　浅田弥彦
校正　株式会社 鷗来堂

参考文献・URL
『「なぜ？」からはじめる 解剖生理学』松村譲兒 監修（ナツメ社）
『こども からだのしくみ絵じてん』坂井建雄 監修、三省堂編修所 編集（三省堂）
『からだのふしぎ』にしもとおさむ 著（世界文化社）
『運動・からだ図解 生理学の基本』中島雅美 監修（マイナビ）
『カラー図解 生理学の基本がわかる事典』石川隆 監修（西東社）
『からだの不思議図鑑』竹内修二 監修（PHP研究所）
『面白いほどよくわかる人体のしくみ』山本真樹 監修（日本文芸社）
『「口・胃・腸」消化と吸収のしくみ』サラ・アングリス 著、グレアム・ローズウォーン 絵、丸山敬 訳、京兼玲子 訳（小峰書店）
「代表的な腸内細菌」（大塚製薬）http://www.otsuka.co.jp/health_illness/fiber/for_body/main_fiber/
「スイスイランド」（日本下水道協会）http://www.jswa.jp/suisuiland/index.html
「合流式下水道の実態調査」（国土交通省）http://www.mlit.go.jp/crd/city/sewerage/info/cso/goryu01/5-3-1.pdf
「水再生センター一覧」（東京都水道局）http://www.gesui.metro.tokyo.jp/living/tour/guide/sise-list/

健康のすすめ！ カラダ研究所①

# うんことカラダ

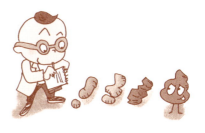

作　石倉ヒロユキ
監修　金子光延

発行　2018年2月　初版1刷
発行者　今村正樹
発行所　偕成社（かいせいしゃ）
　〒162-8450　東京都新宿区市谷砂土原町3-5
　TEL.03-3260-3221（販売部）　03-3260-3229（編集部）
　http://www.kaiseisha.co.jp/
印刷所　小宮山印刷株式会社
製本所　株式会社難波製本
32p.　NDC490　28cm　ISBN978-4-03-544310-0
©2018,H.ISHIKURA　Published by KAISEI-SHA,Ichigaya Tokyo 162-8450　Printed in Japan
乱丁本・落丁本はおとりかえいたします。
本のご注文は電話・ファックスまたはEメールでお受けしています。
Tel:03-3260-3221 Fax:03-3260-3222 e-mail:sales@kaiseisha.co.jp